AF494272

DE

L'HYDROÉMIE-ANHÉMIQUE

OU

CACHEXIE AQUEUSE DU CHEVAL.

MÉMOIRE

DESTINÉ AUX CULTIVATEURS,

ET

PRÉSENTÉ A MESSIEURS LES MEMBRES DU COMICE AGRICOLE DE L'ARRONDISSEMENT DE CHATEAU-THIERRY,

Par P. CHARLIER,

Médecin-Vétérinaire à Fère-en-Tardenois et membre du Comice.

Guérir, c'est une belle chose,
Prévenir, c'est encore mieux.

CHATEAU-THIERRY,

Imprimerie de A. LAURENT, Grand'Rue, 84.

DE

L'HYDROÉMIE-ANHÉMIQUE

OU

CACHEXIE AQUEUSE DU CHEVAL.

MÉMOIRE

DESTINÉ AUX CULTIVATEURS,

ET

PRÉSENTÉ A MESSIEURS LES MEMBRES DU COMICE AGRICOLE DE L'ARRONDISSEMENT DE CHATEAU-THIERRY,

Par P. CHARLIER,

Médecin-Vétérinaire à Fère-en-Tardenois et membre du Comice.

Guérir, c'est une belle chose,
Prévenir, c'est encore mieux.

CHATEAU-THIERRY,

Imprimerie de A. LAURENT, Grand'Rue, 84.

1843

Messieurs,

L'*Hydroémie-Anhémique* ou *Cachexie aqueuse* du cheval est une maladie terrible dans ses effets, ignorée généralement dans ses causes, peu connue dans sa nature, que j'ai bien souvent eu l'occasion d'observer à l'état sporadique et surtout à l'état enzootique, et qui, je crois, règne depuis longtemps dans nos contrées, y sévit depuis plus de six mois à l'état épizootique, et a déjà fait un grand nombre de victimes.

Vous apporter dans ces circonstances le fruit de mes observations, ce n'est point une démarche prétentieuse, c'est le devoir de tout homme qui honore son art et qui aime ses semblables. Ainsi, quand l'ennemi approche, ou quand déjà il a envahi, tout citoyen doit concourir à la défense de la patrie commune, et comme l'on ne demande pas compte au soldat de la beauté de sa parure, de l'éclat de ses armes, mais de son intelligence et de sa bravoure, ne vous attendez pas à trouver dans ce mémoire des phrases fleuries ni des mots sonores; j'ai l'espoir de vous y montrer quelque chose plus utile: des enseignemens précis, clairs et certains, que j'ai acquis par mes observations et par de bien rudes travaux.

J'aurai donc atteint mon but si je parviens:

1° A mettre en garde mes honorés confrères et Messieurs les cultivateurs contre les méprises qui arrivent tous les jours sur cette maladie;

2° A relever l'art vétérinaire que ses ressources trop méconnues encore, font croire impuissant à guérir la maladie qui fait le sujet de ce mémoire;

3° A exciter la défiance contre ces pauvres empiriques, qui, prenant cette maladie pour la fourbure, saignent, ordonnent la diète et aggravent ainsi le mal;

4° A donner l'éveil aux cultivateurs et à les amener à prévenir la maladie en leur signalant les causes principales qui la font naître;

5° A leur indiquer les moyens hygiéniques qui s'opposent au développement de la maladie chez les sujets qui y paraissent prédisposés.

Je serais trop heureux, si, pour récompense de mes faibles efforts, j'avais la certitude d'avoir été utile aux possesseurs de chevaux, d'avoir épargné des pertes et des regrets, que l'ignorance et un intérêt mal entendu font souvent éprouver; heureux surtout si je pouvais, par ce travail, mériter l'estime et réaliser les espérances des hommes honorables qui m'ont aidé, soutenu et protégé à mon début dans la carrière vétérinaire *.

La maladie présentant une foule de nuances capables de tromper le praticien lui-même, j'ai cru devoir la diviser en trois périodes bien distinctes, parce que le traitement ne peut être au déclin ce qu'il est au début.

Première période ou début. — Comme, à cette période, il est difficile, même pour le vétérinaire, de reconnaître la maladie pendant le repos, il faut commencer l'examen du malade à l'écurie, puis ensuite, après un lé-

* Pour me conformer au style de la médecine vétérinaire, je serai souvent obligé d'employer des termes techniques, avec lesquels les cultivateurs ne sont pas familiarisés ; qu'ils ne se laissent point décourager par un texte hérissé parfois de mots inconnus : ils trouveront toujours assez de symptômes qui leur permettront de s'opposer au développement complet de la maladie, en appelant aussitôt son apparition un homme de l'art.

Je ne saurais trop fixer l'attention des cultivateurs sur les causes et les circonstances dans lesquelles l'épizootie s'est déclarée ; c'est seulement en les bien étudiant, ces causes, en s'attachant à les combattre, qu'on parviendra, si non à faire disparaître cette affection, du moins à diminuer le nombre des victimes qu'elle fait chaque année dans nos contrées et dans d'autres aussi sans doute. S'il restait quelque doute touchant mon opinion sur les causes si vraisemblables de la Cachexie, je dirais, pour convaincre et pour démontrer que mes assertions sont bien fondées, que cette maladie est presque inconnue dans les écuries des fermiers qui logent, soignent et nourrissent convenablement leurs chevaux ; tandis qu'au contraire, cette affection et beaucoup d'autres aussi redoutables, sont le triste partage des animaux qui sont soumis aux causes générales que j'ai indiquées dans ce mémoire.

ger exercice pour exaspérer les symptômes ; voici ce que l'on remarque d'abord.

L'animal conserve souvent sa gaîté, l'appétit est peu ou point diminué, la soif est ardente, la conjonctive plus ou moins infiltrée, est quelquefois injectée, la peau perd de sa souplesse, les poils se piquent, quelques malades bâillent de temps en temps, les reins ont encore une certaine sensibilité, la respiration et les battemens du cœur sont à peu près dans l'état normal, le pouls n'offre rien de bien remarquable, l'urine est claire, quelquefois jaunâtre et diminuée, les excrémens sont plus durs que de coutume, surtout chez les animaux qui ont une légère inflammation intestinale (car cette inflammation existe réellement chez quelques malades où elle débute avec un type chronique). Chez ces sujets on remarque des coliques passagères.

Pendant l'exercice, si on force un peu l'animal dans sa marche, on voit qu'il chancelle sur ses membres, principalement sur les postérieurs, la respiration s'accélère, les battemens du cœur sont plus forts ; si on le fait travailler il paraît mou, insensible au châtiment et est bientôt couvert de sueur.

Ce sont là, au début, les seuls symptômes qui peuvent avec les renseignemens très-importants, surtout dans cette maladie, mettre le vétérinaire sur la voie du diagnostique; et encore ne peut-il le porter dans la majorité des cas que d'une manière générale, car alors l'économie tout entière paraît malade.

Le sang, à cette période, ne donne pas encore de renseignemens bien importants.

Ainsi, un léger trouble des fonctions digestives, une gêne assez marquée de la respiration; une précipitation des battemens du cœur au plus léger exercice, enfin, un affaiblissement des forces musculaires : tels sont les premiers signes de l'invasion de la maladie.

Cet état peut durer de quinze à vingt jours, même plus si l'animal est abandonné à lui-même et n'est point traité, ce qui arrive presque toujours, car : ou les cultivateurs ne s'aperçoivent pas de la maladie, ou s'ils s'en aperçoivent, il croient inutile d'appeler un vétérinaire, pour un cas qui leur paraît si peu grave.

Deuxième période ou état. — Ce qui frappe le plus tout d'abord dans cette période, c'est le grand affaiblissement des forces musculaires; la marche est difficile, peu assurée; les animaux se jettent de droite et de gauche, ce qui fait qu'ils paraissent comme éreintés, souvent ils suent à l'écurie, ne se couchent pas, et maigrissent considérablement. Quelques-uns ont des tremblemens généraux; chez tous, les veines sous-cutanées se dépriment, les poils se rebroussent, la tête est portée basse, le ventre levretté, quelquefois météorisé. Quelques malades ont des œdèmes partiels; tous ont les membres engorgés, et sont comme bouffis aux parties déclives par l'infiltration du tissu cellulaire sous-cutané; les flancs sont cordés; la respiration est accélérée et plaintive, on l'entend en appliquant l'oreille près des naseaux. On peut exaspérer ce symptôme en faisant faire quelques pas à l'animal. La conjonctive, qui reflète souvent une teinte rouge lavé, est infiltrée, quelquefois pâle et recouverte de pétéchies; le pouls paraît assez élevé et accéléré, mais beaucoup moins résistant que dans les inflammations, et, chose digne de remarque, il devient beaucoup plus fort vers le soir. Les battemens du cœur sont forts, accélérés et tumultueux, le bruit du souffle se fait entendre à chaque contraction ventriculaire, les urines sont plus fréquentes et plus claires qu'à la première période, les excrémens sont aussi plus mous et contiennent des alimens mal digérés, des borborygmes (ou bruits dans le ventre) forts et fréquents s'entendent d'assez loin; quelquefois les articulations craquent fortement; chez quelques malades, un épistaxis vient s'ajouter à tous ces symptômes. Enfin, lorsque cette période est déjà fort avancée, si on applique des sétons, on a beaucoup de peine à arrêter le sang qui filtre décoloré par les incisions; on dirait de l'eau qui a lavé les chairs.

La suppuration a aussi beaucoup de peine à s'établir; pendant les premiers jours il ne s'écoule que de l'eau rousse. L'appétit se conserve et semble même augmenter chez les malades qui avaient présenté, à la première période, les symptômes d'une légère inflammation; le soir il y a toujours exacerbation des symptômes. Le sang, au lieu d'être rouge et épais, est clair et décoloré.

A cet état, lorsque la maladie n'est point arrêtée dans

sa marche, soit qu'elle ait résisté au traitement, soit qu'elle ait été abandonnée à elle-même, elle passe promptement à sa 3me période dont voici les symptômes :

Troisième période ou déclin. — Aux symptômes précédents viennent s'en ajouter d'autres plus frappants encore. Les animaux ne mangent presque plus, battent des flancs au moindre exercice et même au repos ; la peau est souvent sèche, adhérente ; la périphérie du corps et les extrémités deviennent froides, les yeux s'enfoncent dans les orbites, souvent le pénis est pendant, l'orifice anal se retire dans le fond du bassin et reste dilaté, toutes les muqueuses apparentes pâlissent de plus en plus, le pouls est insensible, filiforme, les battemens du cœur sont plus accélérés et moins tumultueux. Le pouls veineux se fait remarquer dans les deux jugulaires, la respiration s'accélère de plus en plus, l'air expiré est froid, le dessous du ventre, le fourreau ou les mamelles œdématiés, les borborygmes sont plus fréquents, l'urine plus rare, bientôt une diarrhée collicative se déclare, les œdèmes disparaissent, et les animaux qui, depuis le début de la maladie, ne se couchaient plus, tombent comme paralysés, ont des contractions spasmodiques très-violentes des membres, de l'encolure et des muscles de la face, contractions qui précèdent toujours la mort de quelques heures.

Telle est la marche que suit ordinairement cette maladie ; cependant je dois faire observer que pendant les chaleurs, les symptômes se succèdent avec une plus grande rapidité, surtout chez les chevaux lymphatiques.

Quelques-uns de ces animaux sont même morts presque subitement, ou au moins très-promptement dans un état d'embonpoint assez remarquable. On s'était seulement aperçu à l'avance qu'ils n'avaient plus la même ardeur au travail.

AUTOPSIE. — Si jamais l'autopsie fut nécessaire dans une maladie, c'est dans la Cachexie aqueuse où tous les symptômes se mêlent, se confondent et semblent parfois se contredire. Si l'on s'en rapporte à un examen superficiel, on prendra souvent au début, la *Cachexie* pour une inflammation intestinale, pour une affection du cœur dont les battemens n'en sont qu'un des symptômes, pour une pneumonite ou fluxion de poitrine, etc. ; car elle apparaît diversement chez bien des sujets. Ici, elle commence par une gêne de la respiration ; là, par un abattement général ; sur celui-ci, par un manque d'appétit et quelques coliques ; sur celui-là, par une prostration des forces qui la fait prendre pour la fourbure par les cultivateurs ; etc., etc., etc. ; toutes *prétendues affections* qui ne sont dans cette maladie qu'un symptôme dominant.

Ce n'est donc qu'en étudiant sur le cadavre les parties lésées qu'on parviendra à bien découvrir la véritable maladie qui a causé la mort et qu'on pourra porter un jugement avec assurance, pour en déduire une indication rationnelle, curative et préservatrice.

Vous le voyez, Messieurs, de vastes connaissances suffisent à peine pour éviter une méprise. Comment donc supposer que l'empirique, qui n'a jamais fait aucune étude, puisse apprécier l'effet de telle ou telle médication...?

1° Extérieur. — Le cadavre est souvent balonné; le tissu cellulaire sous-cutané et intermusculaire est infiltré d'une sérosité roussâtre qui répand une fort mauvaise odeur pour peu qu'on tarde à faire l'ouverture; les muscles sont pâles et se déchirent facilement.

2° Poitrine. — Les poumons sont ordinairement sains, on y voit aucune trace d'inflammation, mais ils présentent presque toujours dans la trame de leur tissu, des taches rouges, dont la largeur varie depuis celle d'une lentille jusqu'à celle d'une pièce de cinquante centimes; les plèvres et les péricardes n'offrent point de trace d'inflammation, mais leur cavité contient toujours un épanchement de sérosité roussâtre et même rougeâtre, très-claire et non visqueuse, abondante dans la plupart des cas. Jamais on ne remarque de fausses membranes comme dans la pleurésie avec hydropisie. Le cœur est souvent pâle et ses parois distendus; son tissu musculaire est flasque et se déchire avec facilité; ses cavités ne contiennent qu'une petite quantité de sang peu coagulé, qui s'échappe quelquefois des gros vaisseaux à cause de sa grande fluidité; les ventricules présentent intérieurement de larges taches noires qui sont dues, sans aucun doute, aux battemens violens de cet organe pendant la vie; l'intérieur des veines et des artères est pâle.

3° Abdomen. — La cavité abdominale renferme presque toujours une grande quantité d'eau rousse, le péritoine n'offre aucune trace d'inflammation; les intestins, la rate, le foie, les reins, la vessie, en un mot tous les organes abdominaux sont d'une pâleur extrême. Souvent on remarque de nombreuses pétéchies dans l'épaisseur des intestins, leur cavité est distendue par des gaz et ne contient que très-peu d'alimens mal élaborés. Leurs musqueuses offrent parfois, çà et là, de légères traces d'inflammation. La vessie ne contient qu'une très-petite quantité d'urine et son intérieur présente souvent des pétéchies.

NATURE ET CAUSES DE CETTE MALADIE.

Quelle est la nature de cette maladie? J'hésite à aborder cette question si difficile à résoudre dans toutes les maladies, mais plus encore dans celles qui règnent épizootiquement. Cependant, en m'appuyant sur l'opinion de mes savans professeurs, MM. Delafond et Renault, et en me rappelant les faits de maladies sporadiques semblables que j'ai pu étudier à la clinique de l'école d'Alfort, je serais assez porté à croire que l'affection que je viens de décrire tient à une altération des élémens constitutifs du sang, avec prédominance du principe aqueux et diminution des matériaux solides. C'est, pour parler le langage proposé dans ces derniers temps, une *hydroémie* compliquée d'*anhémie*, ou mieux encore, la *Cachexie aqueuse* connue de tous les cultivateurs sous le nom de *lessive* ou *pourriture* du mouton. Les symptômes pendant la vie, les altérations après la mort, témoignent de la vérité de cette assertion. A quelle autre cause qu'à une altération du liquide circulatoire peuvent être attribués et cette prostration profonde des forces, et ces épanchemens séreux du tissu cellulaire et des cavités splanchniques, et cette décoloration générale des chairs que présente le cadavre?

Mais de toutes les lésions, la plus caractéristique est celle du sang lui-même; ce liquide n'a plus ni sa couleur ni sa consistance normales. Recueilli dans un hématomètre, il se coagule très-lentement; son caillot blanc, sans solidité, ressemble à une véritable gelée tremblante; sa partie cruorique considérablement diminuée, forme au fond du vase comme une boue noirâtre.

En présence de telles altérations, est-ce aller au-delà d'une saine interprétation des faits, que d'admettre que dans cette maladie les tissus privés de cette tonicité, dont la source est dans le sang et dans le système nerveux, se laissent imbiber comme des éponges par le liquide aqueux, dont la proportion est si considérable dans l'appareil circulatoire.

Causes. — Mais quelle est la cause de cette modification dans les élémens constitutifs du sang, modification qui se traduit du vivant de l'animal par l'ensemble phénoménique que je viens d'essayer de décrire? Question importante, car c'est dans sa solution que doit se trouver la base du traitement prophylactique.

Souvent dans la recherche des causes d'une maladie, l'expérience vient démentir ce que le raisonnement semblait avoir expliqué; aussi, ne saurait-on trop se mettre en garde, dans l'appréciation des circonstances qui précèdent ou accompagnent l'apparition d'une maladie épizootique, contre cette tendance qu'a naturellement l'esprit à les lier par un rapport de causalité à la maladie elle-même. Pour éviter l'écueil que je signale, je vais exposer simplement les circonstances dans lesquelles l'épizootie s'est déclarée.

Et d'abord j'indiquerai, comme un fait remarquable, au point de vue de l'étiologie, cette parcimonie des cultivateurs de quelques localités de notre département et de beaucoup d'autres sans doute, qui croient faire un bon calcul en économisant pendant l'hiver, sur la nourriture des chevaux de travail. Dans un grand nombre de fermes, on réserve les meilleurs alimens pour les troupeaux de moutons, et l'on ne donne aux chevaux que de la paille, un peu de foin et presque pas d'avoine; de cette manière on préserve de la cachexie aqueuse les bêtes ovines, même dans les années les plus humides; mais par une terrible compensation, cette méthode aboutit à faire de cette maladie le funeste apanage de l'espèce chevaline.

Le cheval, en effet, est un des animaux pour lesquels la nourriture ne peut être ménagée sans impunité. Utilisé exclusivement pour ses forces motrices, cet animal fait journellement des dépenses musculaires qui doivent être réparées sans cesse par une alimentation bienfaisante, si l'on ne veut voir son économie détériorée et appauvrie, en proie aux maladies les plus redoutables.

Les faits qui se passent aujourd'hui sous mes yeux démontrent la vérité de cette assertion. Dans nos pays montagneux, les charrois sont pénibles, et exigent une grande déperdition de la part des moteurs ; de même aussi les travaux des labours, et, l'alimentation étant insuffisante pour la réparation des pertes, on voit une épizootie meurtrière qui, par l'ensemble des phénomènes qui la caractérisent, témoignent de l'appauvrissement de la constitution.

Si nous ajoutons que, jusqu'aujourd'hui, les chevaux ont dû forcément consommer les fourrages de mauvaise qualité de la récolte de 1841, on concevra mieux que la maladie se soit davantage généralisée depuis plusieurs mois, et ait régné avec plus d'intensité.

Quant à l'opinion émise par un de mes collègues du département de la Haute-Marne, que les fourrages artificiels sont la cause de cette épizootie, je suis loin de la partager.

Bien au contraire dans beaucoup de localités de notre département, où les chevaux sont exclusivement nourris avec des fourrages artificiels, la maladie y est presque inconnue ; j'ajouterai même, que sous l'influence de cette alimentation substantielle, les maladies prennent d'ordinaire un caractère franchement inflammatoire.

2° Quoiqu'il soit parfois impossible de faire travailler les chevaux pendant l'hiver, il faut cependant tâcher de les exercer, car l'exercice est indispensable à la santé des animaux comme à celle de l'homme : seul, il développe l'énergie et la force. Une partie reste-t-elle dans l'inaction, les saillies musculaires s'affaissent et cette partie devient de plus en plus faible, et, si nous comparons le bras musculeux du boulanger et du forgeron, avec celui de l'écrivain, nous en aurons la preuve évidente.

Ce que je dis de l'inaction d'une partie musculaire, s'applique à tout l'individu ; ainsi, si le repos est général, l'action du cœur et du cerveau se ralentit manifestement, la chaleur animale diminue, et les mouvemens organiques des autres viscères qui sont sous leur dépendance, tombent dans une funeste inertie.

Lorsque vient ensuite la saison des travaux, les animaux sont tout-à-coup soumis à des fatigues longues, soutenues et pénibles ; de là, une cause d'usure, d'appauvrissement profond qui se traduit par l'état cachextique. Ainsi, j'ai remarqué que c'était justement dans les localités où les travaux sont inégalement répartis, et le régime mal suivi, que la maladie a fait le plus de ravages.

3° Les grandes chaleurs ne sont peut-être pas aussi sans influence sur le développement de la maladie. Existe-t-il, en effet, une cause plus efficiente d'affaiblissement général, que ce travail forcé sous l'action d'une haute température?

4° A cette cause, j'ajouterai l'influence de l'air vicié par des émanations miasmatiques que les animaux respirent dans les écuries trop étroites où ils sont entassés; là, la chaleur les épuise, en même temps que la respiration, qui, au lieu d'être réparatrice, introduit sans cesse dans leur constitution un principe nuisible, dont les effets ne tardent pas à se manifester.

L'expérience m'a démontré la puissante efficacité de cette dernière cause. Il m'est arrivé de faire pratiquer des ouvertures à des écuries trop étroites où l'air pénétrait à peine, de les faire élargir et élever, et dans les fermes où ces sages précautions avaient été prises, j'ai vu l'épizootie cesser ses ravages.

5° Une autre cause aussi qui doit favoriser le développement de la maladie, c'est la mauvaise habitude qu'ont encore beaucoup de cultivateurs de ne faire, pendant l'hiver, qu'une attelée par jour, et de laisser les chevaux se reposer en plein air, tout halétants, souvent couverts de sueur; justement dans la saison la plus froide, la plus pluvieuse, celle pendant laquelle l'atmosphère est chargée d'épais brouillards; dans nos contrées surtout, où le sol argileux ne laisse point pénétrer l'eau des pluies. Ce qui paraît appuyer cette dernière assertion, c'est que c'est principalement dans les vallées boisées et humides où l'on suit cette méthode, que la maladie a sévi avec le plus d'intensité.

Telles sont les circonstances les plus frappantes au milieu desquelles l'épizootie s'est déclarée. Ces causes, sachez-le bien, Messieurs, ne font point naître la maladie incontinent. Leur action est lente et cachée. L'effet qui les suit, n'apparaît le plus souvent qu'après quelques mois de leur existence, lorsque l'économie profondément altérée dans sa composition intime, devient malade dans toutes ses parties. Alors, ce n'est point un seul animal qui est attaqué : les faibles comme les forts, les vieux comme les jeunes, peuvent être victimes de la maladie. Mais ces causes expliquent-elles suffisamment son apparition? Donnent-elles la raison de son existence? Je ne puis me dissimuler qu'il y ait encore évidemment quelque chose qui échappe dans cette recherche étiologique à nos investigations. Que de fois, en effet, n'avons-nous pas été à même d'observer dans nos pays, des chevaux jeunes, vigoureux, soumis à un régime hygiénique parfaitement entendu, et qui succombaient, cependant, victimes de la maladie régnante.

La recherche des causes d'une épizootie est toujours un difficile problème dont l'*inconnue* vous échappe souvent.

TRAITEMENT PRÉSERVATIF.

Puisqu'il est fort rare comme nous venons de le voir, qu'un seul cheval soit attaqué dans le même attelage, il est toujours bon d'employer des moyens préservatifs, là, où la maladie se déclare ; je les indiquerai avec d'autant plus de confiance, que j'en ai souvent constaté l'efficacité, et constamment obtenu de bons effets. Ces moyens consistent : 1° A faire une petite saignée aux chevaux sanguins et qui paraissent prédisposés à l'inflammation intestinale qui, comme je l'ai dit, vient quelquefois compliquer la maladie ;

2° A soumettre les animaux à un régime substantiel, d'une facile digestion, qui, en rendant au sang ses propriétés stimulantes et réparatrices, remonte promptement les forces et le ton de la machine. (Les alimens qui conviennent le mieux sont : la bonne luzerne, l'orge ou le seigle cuit, et même de l'avoine cuite);

3° A bien faire le pansement de la main, à ne soumettre les chevaux qu'à un travail approprié à leurs forces et qu'on augmente avec l'accroissement de celles-ci.

Traitement curatif. — La maladie qui nous occupe, considérée dans l'ensemble et la succession de ses symptômes, offre, comme nous l'avons vu, de si grandes dissemblances, suivant sa période d'invasion, d'état ou de déclin ; elle présente aussi, suivant l'âge, la constitution individuelle et les conditions diverses où sont placés les chevaux, des symptômes si différents, que souvent on se trouve embarrassé pour établir un diagnostique certain, et partant un traitement convenable.

L'insuccès que j'avais eu chez quelques animaux à la deuxième période du mal, commençait à me décourager, mais je ne me laissai point abattre, et bientôt par l'emploi combiné des révulsifs à l'extérieur, des médicamens toniques donnés avec persévérance et à forte dose à l'intérieur; en secondant leurs effets par une alimentation substantielle, de facile assimilation, je parvins à triompher du mal.

Je crois pouvoir affirmer, d'après ce qui précède, qu'il est tout-à-fait impossible d'établir un traitement fixe qui soit convenable à tous les malades; je dirai même qu'il serait dangereux d'être exclusif dans l'emploi des méthodes curatives, et que l'épizootie régnante a souvent eu une terminaison fatale, parce que le traitement mis en usage n'était pas approprié à l'état du malade.

Dans cette maladie surtout, on doit prendre en considération ses degrés, ses causes et le tempérament du sujet qui en est atteint. A chaque période correspond un traitement différent. Ainsi, la saignée employée à petite dose et secondée par l'usage des sétons et des soins hygiéniques, suffit souvent au début, tandis que si elle est employée à la deuxième période, souvent elle devient très-nuisible.

Première période. — Saignée appropriée au tempérament du sujet et à l'intensité de l'inflammation intestinale, que je réitère au besoin (jamais je n'extrais plus de deux kilog. à la fois, les saignées abondantes sont toujours contre-indiquées *). Application de deux sétons au poitrail, quelquefois sur les côtés de la poitrine ou bien aux fesses; une ou deux purgations légères à la crême de tartre ou avec l'aloès; lavemens émollients,

* Je dois faire observer que je ne saigne pas les animaux dont la Cachexie n'est pas compliquée d'inflammation.

logemens bien aérés et sans courans d'airs, bouchonnemens fréquens, petite promenade au pas, quand le temps est beau. Pour nourriture, orge ou seigle cuit, mélangé avec du son et une poignée de sel de cuisine; peu d'avoine, bon foin ou plutôt bonne luzerne (celle-ci se digérant plus facilement, donnée en petite quantité); paille et eau blanchie nitrée; quelquefois, à la fin de cette période, je fais prendre des poudres toniques que l'on ajoute à la provende; bonne couverture de laine quand il fait froid.

Souvent ces soins ont été suffisants pour arrêter la maladie, surtout chez les chevaux jeunes, bien constitués et non exténués de fatigues; en augmentant graduellement leur nourriture, au bout d'un mois de convalescence, on a pu les remettre au travail, mais chez d'autres sujets, ces moyens n'ont fait qu'affaiblir l'intensité du mal sans en entraver la marche. Je dois faire remarquer que jamais je ne prescris la diète à la première période, et encore bien moins à la seconde.

Deuxième période. — Point de saignée, quoique le pouls semble assez souvent l'indiquer; mais il faut bien s'en garder, et on le comprendra facilement en faisant attention à l'état du sang, des muqueuses, et principalement aux battemens tumultueux du cœur. A l'extérieur je me suis toujours bien trouvé de l'application d'un large vésicatoire sous la poitrine; les révulsifs sont dans cette maladie un moyen précieux; avant de les employer j'ai vu souvent mes malades mourir ou traîner une longue convalescence.

Quel est le mode d'action des révulsifs dans cette maladie? Agissent-ils par la stimulation qu'ils produisent dans la partie où on les applique, stimulation qui, en retentissant dans toute l'économie, ramène les organes à leur rhythme naturel? Ou bien ont-ils, comme le pensaient les humoristes, la propriété de soustraire de l'économie les humeurs nuisibles? C'est probable, car le pus qui s'en échappe est d'une nature particulière et répand une très-mauvaise odeur *. Je ne saurais pourtant résoudre à fond leur véritable effet physiologique, mais le fait est qu'ils me sont d'un grand secours. Je commence donc par appliquer des sétons fortement animés au poitrail, sur les côtes, et quelquefois aux fesses; et si ces sétons ne prennent pas, c'est alors que je place mon vésicatoire; puis, je fais faire des frictions d'essence de térébenthine sur les reins et les membres, pour seconder les effets des révulsifs et ranimer les forces musculaires.

C'est une chose assez digne de remarque, que ces frictions ne font pas éprouver aux malades cette douleur si vive et si cuisante qui, dans l'état normal, porte quelquefois les animaux à des mouvemens furieux. (Un seul malade fit exception).

Le traitement intérieur consiste principalement dans l'emploi des électuaires toniques, qui ont pour base le quinquina, et pour auxiliaires, les extraits de gentiane

* Peut-être les deux effets réunis agissent-ils concurremment.

ou de genièvre, et les préparations ferrugineuses ; j'y incorpore aussi quelquefois la digitale pourprée et il m'arrive d'employer celle-ci isolément, pour calmer les battemens du cœur *.

La nourriture est la même qu'à la première période, mais il faut l'augmenter ; la promenade doit être rigoureusement proscrite, attendu qu'elle augmente la gêne de la respiration et accélère les battemens du cœur.

Par ce traitement combiné, employé avec persévérance pendant une quinzaine de jours, le malade arrive ordinairement à la convalescence, qui dure toujours de vingt-cinq à trente jours, encore ne doit-on permettre, pendant ce temps, que de petites promenades augmentées progressivement. Le travail, quelque léger qu'il soit, occasionne souvent une rechute. La nourriture, toujours de bonne qualité, doit être augmentée graduellement, au fur et à mesure que l'animal reprend des forces, car les erreurs de régime ont souvent donné lieu à des indigestions.

TROISIÈME PÉRIODE. --Lorsque la maladie est arrivée à cet état, aussi bien que quand elle est compliquée de maladies anciennes, elle peut être considérée comme incurable, et tout traitement devient inutile. Les vésicatoires ordinairement ne prennent point, et s'ils prennent, ils prolon-

* La formule de cet électuaire n'est point ici détaillée telle qu'elle l'est dans le recueil de médecine vétérinaire, où ce mémoire est inséré, parce que mon but ici n'est point de faire diriger un traitement aussi compliqué que celui-ci, par des hommes étrangers à la médecine.

gent seulement la vie de quelques jours. Si on place des sétons, le sang s'échappe de leur trajet, et c'est avec peine qu'on parvient à l'arrêter; souvent aussi, au bout de deux jours, il s'y développe des engorgemens gangréneux qui résistent aux injections chlorurées; et malgré l'emploi des toniques, la prostration générale des forces augmente de plus en plus, et conduit nécessairement le malade à la mort.

Maintenant, Messieurs, comme la médecine vétérinaire, ainsi que toutes les autres sciences d'observation, ne vit que de faits; que chaque principe, chaque proposition ne doit être avancée que sur des faits, et que vous auriez raison de traiter mon mémoire de bavardage, mes conseils de charlatanisme, si je n'avais, pour les appuyer, des résultats précis, connus et à l'abri de toute critique, je vais vous en citer quelques-uns qui vous mettront à même de vous assurer du succès de ma méthode. Je dois néanmoins vous avouer, qu'à mon début dans la carrière, mon diagnostique sur cette maladie ne fut pas toujours celui d'une altération du sang. Dépisté par la variété de ses symptômes, par sa ressemblance avec d'autres affections déjà citées, je me guidais sur mes livres et sur l'avis de vieux praticiens: et mes livres et les praticiens, loin de me faire connaître une maladie qui ne s'était encore que peu révélée, contribuaient à me faire prendre le change.

Cette faute, je crains bien que tous les vétérinaires qui ont observé la Cachexie aqueuse du cheval ne l'aient commise, car, il est presqu'impossible qu'un signe connu d'une maladie plus connue encore, vous fasse soupçonner celle ignorée et dont les symptômes sont des plus compliqués.

Premier fait. — M. Dufrenel, de Branges, me consulta le 1er avril pour une jument blanche qui, disait-il, suait à l'écurie depuis quelque temps et devenait lourde au travail. Cette bête, d'une bonne constitution, me présenta à l'examen tous les symptômes aux moyens desquels je reconnus le début de la maladie; je pratiquai alors une petite saignée et j'ordonnai le régime précité; quelques jours après, son état étant devenu plus grave et les battemens du cœur augmentant au moindre exercice, je prescrivis un repos absolu, j'appliquai deux sétons au poitrail et je fis prendre quelques poudres toniques. Presque aussitôt un mieux sensible se manifesta, la suppuration s'établit, et au bout de trois semaines, la guérison fut complète.

Deuxième fait. — Le 14 juillet, M. Pille, cultivateur au Grand-Rosoy, me fit appeler pour visiter une jument sous poils gris pommelé, âgée de 5 ans, d'une forte constitution, et présentant tous les symptômes de la maladie à sa première période: en conséquence, j'employai le traitement et le régime qui me réussirent si bien trois mois auparavant sur la jument qui fait le sujet de ma première observation.

Le 17, la malade allait mieux, elle mangeait bien, les

sétons suppuraient beaucoup, la marche était mieux assurée, la respiration plus régulière.

Le 18, le mieux se continuant, et les forces paraissant revenir, au désir de M. Pille, je permis un léger travail.

Le 22, je trouvai la jument dans un état qui me parut satisfaisant, le domestique qui la conduisait, me dit qu'elle avait repris toute son ardeur, je la crus sauvée.

Le 25, M. Pille me fit appeler de nouveau pour visiter deux autres chevaux présentant les mêmes symptômes que cette dernière que je revis, et à mon grand étonnement, je la trouvai dans un état tel qu'il me fallut pronostiquer la mort; la marche était très-difficile, les poils rebroussés, le ventre levretté, la respiration courte et plaintive, l'air expiré froid, le pouls petit et faible, les battemens du cœur violents et accélérés, la conjonctive pâle et couverte de larges pétéchies. Malgré tous ces symptômes, l'animal avait conservé à peu de chose près son appétit ordinaire, et il semblait qu'il avait encore de l'embonpoint, mais cet embonpoint n'était que factice; je reconnus alors qu'ayant affaire à une véritable altération du sang, j'avais eu tort de permettre le travail aussitôt; malheureusement il était trop tard : le surlendemain, 27, la bête mourut.

Je ne vous parlerai pas des autres malades appartenant au même propriétaire : M. Pille, ne pardonnant pas une erreur, crut devoir les confier à un de mes confrères, qui, encore plus malheureux que moi, ne put lui en sauver aucun, sur huit ou dix qui furent attaqués.

Troisième fait. — Je fus appelé le 9 août, par M. Boutroy, cultivateur à Mâast, pour donner mes soins à un cheval atteint de la maladie à son début. Cet animal fort et vigoureux paraissait déjà affaibli par deux saignées qui lui avaient été faites parce qu'on l'avait cru fourbu. Je le fis aussitôt mettre au régime analeptique et j'ordonnai des lavemens; quelques jours après, j'appliquai deux sétons animés au poitrail, et j'ordonnai de petites promenades.

Le 25, je m'aperçus que la faiblesse augmentait, je fis alors administrer des toniques et la nourriture fut augmentée; le 27, l'état était le même.

Le 29, un mieux sensible se manifesta, bientôt après, l'animal entra en convalescence, et la guérison fut complète.

Quatrième fait. — Le 10 août, je me rendis chez M. Lemoine, cultivateur à la Grange-au-Bois, près Coincy, pour y visiter deux chevaux malades depuis 15 jours environ. (Ils avaient été saignés.) L'un de ces animaux, âgé de 4 ans, présentait tous les symptômes de la maladie à sa dernière phase; mon pronostic fut fâcheux; j'ordonnai, néanmoins, un traitement selon le désir de M. Lemoine, mais tout fut inutile, le cheval mourut deux jours après. (L'autopsie confirma mon diagnostique).

Cinquième fait. — Le 2me animal était une jument grise, aveugle, âgée de 12 ans, déjà beaucoup maigrie depuis le début de la maladie; la marche était pénible, peu assurée, les flancs cordés, la peau sèche, adhérente, les poils ternes et rebroussés, la respiration courte, la conjonctive pâle, infiltrée et couverte de pétéchies; le pouls était mou et rebondissait sous le doigt; les battemens du cœur tumultueux, les urines rares; de forts borborygmes se faisaient entendre fréquemment; l'animal mangeait toujours avec appétit, mais il ne se couchait plus. Cet état peu satisfaisant me fit porter un pronostic fâcheux. M. Lemoine, voulant cependant encore essayer un traitement, j'agissai.

Un large vésicatoire fut appliqué sous la poitrine, les toniques furent administrés immédiatement, et la malade fut mise au régime.

Le 13, le pouls était plus fort, la conjonctive moins pâle, les battemens du cœur plus réguliers et moins tumultueux; une tuméfaction annonçait que la suppuration allait s'établir au vésicatoire.

Le 16, un mieux sensible existait, le vésicatoire suppurait abondamment, les forces augmentaient, je fis continuer les électuaires toniques et la nourriture fut augmentée.

L'animal présentant peu de valeur, je cessai mes visites qui entraînaient à de grands frais, vu la distance du chemin.

Depuis, je sus que la guérison fut entière, mais qu'au bout de deux ou trois mois de travail, l'animal tomba dans un abreuvoir et que cette chûte le fit succomber.

Sixième fait. — Le 16 août, je fus demandé par MM. Bergeron, de Violaine, pour donner des soins à une jument, qui, disait-on, éprouvait des coliques depuis la veille.

A mon arrivée, cette bête était en proie à de violentes douleurs, je pronostiquai la mort qui ne se fit point attendre.

Les renseignemens que j'obtins, me firent supposer que cet animal venait de succomber sous le coup de la maladie à son troisième degré : plus d'une fois déjà pareille mort était arrivée, l'autopsie confirma mon opinion.

Septième fait. — Le 18, je fus appelé de nouveau chez ces Messieurs, pour y visiter tous les chevaux et notamment un cheval noir, entier, d'une excellente constitution et qui présentait tous les symptômes de la maladie à sa première période (l'animal avait été saigné). Je trouvai la conjonctive déjà pâle et légèrement infiltrée, un petit œdème existait sous le ventre, j'appliquai aussitôt deux sétons animés au poitrail et je prescrivis le régime indiqué.

Le 24, l'animal éprouva des coliques à peu près semblables à celles de la jument qui venait de succomber. On vint me chercher; les douleurs étaient vives, le pouls assez fort; je tirai à peu près 3 kilo. de sang, mais, il faut vous l'avouer, ma répugnance fut grande pour pratiquer cette saignée, et je ne m'y décidai qu'en me rappelant que c'était le calmant par excellence en pareil cas. Je fis administrer des breuvages mucilagineux, légèrement acidulés, des lavemens émollients; je fis frictionner les reins et les membres avec de l'essence de térébenthine, et bientôt après les coliques cessèrent.

Quelques heures plus tard, lorsque l'animal fut calme, je l'examinai de nouveau, et je prescrivis un traitement subséquent, voici l'état dans lequel je le trouvai :

L'œdème du ventre avait disparu, la marche était peu assurée, la conjonctive pâle, infiltrée, le pouls petit et mou, la respiration courte et accélérée ; les sétons, depuis la veille avaient cessé de suppurer, la fiente était à peu près à l'état normal, l'animal cherchait à manger ; pronostic douteux.

Traitement : Régime indiqué, large vésicatoire sous la poitrine, électuaires toniques administrés le lendemain mais à de petites doses, à cause des coliques qui venaient d'avoir lieu.

Le 25, la marche est encore plus pénible, l'animal est triste, les sétons ne suppurent pas, le vésicatoire ne produit point d'engorgement, la conjonctive est couverte de pétéchies, les battemens du cœur augmentent au moindre exercice. Même traitement, frictions d'essence, repos absolu.

Le 27, un mieux assez sensible se déclare; les sétons suppurent un peu, il y a forte tuméfaction au vésicatoire, on ne voit plus que quelques pétéchies sur la conjonctive, l'animal mange avec plus d'appétit ; même traitement et mêmes soins.

Le 29, le mieux se continue, le vésicatoire suppure

abondamment, la marche est plus assurée, les pétéchies ont disparu. Je fais augmenter la nourriture.

Le 1er septembre, l'animal entre en convalescence, ses forces reviennent; petites promenades au pas.

Le 5, pleine convalescence, promenades prolongées.

Le 22 guérison, travail.

Presque tous les autres chevaux me donnant des craintes, je les soumis au régime, j'en saignai quelques-uns, le travail fut diminué; et ces seules précautions suffirent pour arrêter la maladie qui semblait menacer tous les chevaux de l'attelage.

Huitième fait. — Le 20 août, une jument grise, âgée de 6 ans, appartenant à M. Léguiller, cultivateur à Bruys, était malade depuis quelques jours; d'une constitution robuste, cette bête était déjà beaucoup affaiblie par trois saignées qui lui avaient été faites (on l'avait crue fourbue.)

Renseignemens : Depuis trois semaines environ, on s'apercevait qu'elle ne travaillait plus avec ardeur, le moindre exercice l'échauffait, la mettait en sueur; l'appétit était bon, mais, depuis plusieurs jours, on ne l'avait point vue se coucher.

Examen : Grande faiblesse, sueurs abondantes, même à l'écurie; la marche est pénible, les flancs sont cordés, les battemens du cœur tumultueux et très-accélérés; la conjonctive pâle, infiltrée, est parsemée d'un grand nombre de pétéchies, la respiration est courte et plaintive, mais le bruit respiratoire se fait entendre dans toute l'étendue de la poitrine, la fiente est à l'état normal, l'appétit est bon, l'animal maigrit : pronostic douteux.

Traitement : Large vésicatoire, frictions d'essence, électuaires toniques, régime analeptique et lavemens émollients pour tenir le corps libre, repos absolu.

Le 21, l'animal est à peu près dans le même état que la veille : le vésicatoire n'a pas encore produit d'effet. Même traitement.

Le 23, même état, tuméfaction produite par le vésicatoire.

Le 25, une épistaxis se déclare et résiste à tous les moyens ordinaires, les battemens du cœur augmentent, l'animal est triste, s'affaiblit et mange beaucoup moins. Même traitement.

Au bout de 40 heures environ, M. Léguiller, fatigué d'employer sans succès tout ce que j'avais prescrit pour arrêter l'hémorragie, jette un sceau d'eau sur la tête de son cheval, et le sang s'arrête tout-à-coup, mais aussitôt un frissonnement général se déclare, et ce frissonnement est bientôt suivi d'une exaspération des symptômes qui met la malade dans une anxiété profonde ; son propriétaire la croit perdue.

Le 27, l'exaspération avait cessé, mais la faiblesse était extrême, et le cœur battait violemment, le vésicatoire ne donnait pas de suppuration. Même traitement : pronostic fâcheux.

Le 29, même état, faiblesse plus grande.

Le 30, la pauvre malade peut à peine se soutenir, l'anxiété est à son comble, le cœur donne au moins 150 battemens par minute, le pouls est misérable, les borborygmes sont forts, les excrémens sont mous, l'animal mange peu.

Cet état me désespéra un peu, et ne sachant pas trop à quel saint me vouer pour opérer une guérison qui ne me paraissait plus possible, je résolus, du consentement du propriétaire, d'employer la digitale pourprée à la dose énorme de 96 grammes donnée en trois fois, savoir : 32 grammes le soir même, 32 grammes le lendemain matin et le reste à la fin de la journée. M. Léguiller, soit par méprise, soit par oubli, fit administrer le médicament coup sur coup, en une heure de temps le cheval avait tout pris. (Je n'eusse pas été si hardi.)

Aussi, ce fait m'étonna beaucoup, et si je vous le cite c'est parce que son effet, loin d'empoisonner l'animal, ralentit les battemens du cœur comme par enchantement.

Le lendemain la malade parut un peu mieux, l'essoufflement était diminué, il n'y avait plus d'exacerbation.

Le 1er, le mieux se continue, l'appétit semble augmenter.

Le 3, l'animal est plus gai, il hennit quand on entre à l'écurie, les poils sont moins piqués, les mouvemens du flanc sont plus réguliers, les pétéchies de la conjonctive ont disparu, le pouls se développe, les battemens du cœur n'offrent presque plus rien de remarquable, mais la marche la plus légère les fait augmenter, en même temps qu'elle essouffle encore le malade ; l'appétit est bon, la suppuration se rétablit.

Traitement : Continuation des toniques, régime cité.

Le 6, la marche est plus assurée, il n'y a presque plus d'essoufflement à cet exercice. Même traitement, les rations sont augmentées.

Le 9, le mieux est très-sensible, la respiration est à peu près normale, les battemens du cœur sont réguliers, le pouls plus fort, les poils meilleurs ; il n'y a plus de pétéchies sur la conjonctive, l'animal prend un peu d'état, le vésicatoire suppure beaucoup. Même traitement, petites promenades au pas.

Le 15, la jument est en pleine convalescence, on la remet graduellement à sa nourriture ordinaire, et on augmente les promenades ; le 30, elle est mise à un léger travail pendant deux heures. Depuis cette époque, elle a repris toute son ardeur.

Tous les autres chevaux me paraissant disposés à la maladie, furent soumis au régime; sept d'entre eux présentant une légère inflammation intestinale, furent saignés suivant leur état. Le travail fut diminué et aucun d'eux ne tomba malade.

Neuvième fait. — Le 26 août, M. Duval, cultivateur à Mœurcy, commune de Seringes, me fit appeler pour donner mes soins à un cheval bai-cerise malade depuis trois semaines au moins, et qu'il croyait fourbu. Il n'avait point été saigné et maigrissait à vue d'œil, malgré que son appétit fût toujours bon

Examen : L'animal est faible, ses flancs sont cordés, les poils hérissés, la peau est sèche, la marche pénible, la conjonctive pâle, infiltrée et couverte de larges pétéchies; le pouls est grand et mou; les battemens du cœur sont forts et tumultueux; le sang reflue dans les jugulaires; les urines sont rares, les crottins sont mous et de mauvaise nature. Tous les deux jours il y a, le soir, exacerbation.

Tous ces symptômes et d'autres encore me firent voir que la maladie était déjà passée à la deuxième période bien avancée. Mon pronostic fut grave.

Traitement : Vésicatoire, frictions d'essence, bouchonnemens fréquents, électuaires toniques, régime analeptique, repos absolu.

Le 27, même état; le vésicatoire ne prend pas, frictions de vinaigre chaud pour favoriser son action. Même traitement et même régime.

Le 28, même état; le vésicatoire ne prend pas encore; nouvelles frictions de vinaigre bouillant; séton animé au poitrail.

Le 30, l'animal est toujours dans une position fâcheuse; l'essoufflement augmente; une forte exacerbation des symptômes se déclare, et la faiblesse est si grande, que l'animal tombe et ne peut se relever sans le secours de son maître.

Nouvelle friction de vinaigre à l'endroit du vésicatoire; continuation des toniques dont je fais augmenter les doses. Eau blanche épaisse avec de la farine d'orge et même de la farine de blé, car la faiblesse des muscles masticateurs est telle que le malade peut à peine manger. Pronostic toujours grave.

Le 3 septembre, le vésicatoire et le séton suppurent un peu, les forces semblent revenir, l'animal fait quelques pas sans trop s'essouffler, les battemens du cœur sont moins tumultueux, la conjonctive est moins infiltrée, mais il existe encore quelques pétéchies; l'appétit devient meilleur. Même traitement; la nourriture est un peu augmentée.

Le 5, mieux assez sensible. La suppuration est abondante; il n'y a plus de pétéchies sur la conjonctive.

Le 8, le mieux se continue, les forces reviennent. Même traitement.

Le 10, le pouls est plus fort, la marche mieux assurée.

Le 12, l'état du malade s'améliorant de jour en jour, on augmente les rations et je prescris la promenade au pas.

Le 19, l'animal est en pleine convalescence, il est remis à son régime ordinaire.

Vers la fin d'octobre, le malade est soumis à un léger travail qu'on augmente graduellement.

Je dois vous faire remarquer que lorsque j'entrepris le traitement de ce cheval, j'avais déjà eu, l'année précédente, l'occasion d'observer, chez M. Duval, la même maladie sur un cheval et une jument grise, celle-ci guérit et l'autre mourut; l'autopsie de celui-ci et celle d'une autre jument morte subitement dans le mois de juin 1842, m'avaient parfaitement mis sur la voie du diagnostique.

La jument grise qui avait été atteinte à la deuxième période du mal, est aussi forte et aussi gaie qu'avant sa maladie. Le cheval bai qui fait le sujet de la 9me observation, a aussi repris toute son ardeur. J'étais loin, alors, de m'attendre à un aussi beau résultat.

Dixième fait. — M. Tartarin, ancien maréchal à Beuvardes, ne sachant que faire à ses quatre jumens affectées, disait-il, d'une fourbure qu'il n'avait jamais vue, me fit appeler le 26 août pour leur donner mes soins. Je trouvai, à mon arrivée, deux de ces animaux atteints de la maladie à la première période déjà avancée ; ils chancelaient sur leurs membres, suaient au moindre exercice et s'essoufflaient facilement; mais comme ils présentaient encore quelques symptômes inflammatoires, je jugeai nécessaire de leur pratiquer une petite saignée ; j'appliquai, à chacun d'eux, deux sétons au poitrail, je fis faire des frictions d'essence, puis, quand l'inflammation eut disparu, je fis mélanger des poudres toniques dans la provende que j'avais ordonnée.

Ce simple traitement, secondé de soins hygiéniques, suffit pour amener la guérison qui fut complète au bout d'un mois. Les deux autres jumens furent soumises au régime analeptique ; le travail fut diminué, et la maladie cessa entièrement.

Onzième fait. — Le 27, M. Astier fils, cultivateur à Mareuil-en-Dôle, me consulta, en passant, pour un poulain noir, âgé de quatre ans, qui, disait-il, avait la tête lourde et suait facilement au travail. Son appétit était bon, la conjonctive était légèrement injectée et jaunâtre, l'œil un peu chassieux, le pouls assez développé. J'ordonnai une petite saignée, un régime analeptique et un travail très-modéré.

Le 29, voyant de nouveau le cheval par occasion, ne trouvant pas son état amélioré, et rien alors ne me démontrant le début de la Cachexie, je fis faire une seconde saignée.

Le 31 août et le 4 septembre, je le revis au travail, et il ne me fut pas possible de porter un diagnostique certain.

Le 6, l'animal n'allant pas mieux, M. Astier me fit appeler pour le traiter, et j'observai pour la première fois, et à mon étonnement, tous les symptômes de la maladie à sa première période. Les yeux étaient chassieux, la conjonctive injectée, la bouche chaude et sèche, l'appétit diminué, la soif ardente, les urines rares et filantes, les crottins secs et légèrement coiffés. Comme on le voit, il y avait encore légère inflammation intestinale, je réitérai, en conséquence, la saignée, j'appliquai des sétons animés au poitrail, j'ordonnai des lavemens, le régime analeptique et un repos absolu.

Le 8, point de suppuration aux sétons, même état. La maladie passe à la deuxième période.

Le 9, quelques borborygmes se font entendre, l'animal chancelle et s'essouffle aux moindres pas, les sétons ne sont point gorgés. Large vésicatoire, électuaire tonique, frictions d'essence, lavemens.

Le 10, même état, point d'engorgement ni aux sétons ni au vésicatoire. Même traitement, pronostic douteux.

Le 12, larges pétéchies sur la conjonctive, borborygmes fréquents, grande faiblesse, manque d'appétit. Même traitement.

Le 13, le vésicatoire et les sétons sont gorgés, les pétéchies sont à peu près disparues, la conjonctive est moins infiltrée, les battemens du cœur moins tumultueux, la marche paraît plus assurée. Même traitement.

Le 15, mieux très-sensible, les pétéchies sont entièrement disparues, les sétons et le vésicatoire suppurent beaucoup, l'appétit est meilleur. Même traitement, légère promenade.

Le 17, le mieux se continue, la conjonctive est moins infiltrée et commence à se colorer; on augmente la nourriture et les promenades sont allongées.

Le 26, le malade est en pleine convalescence, et vers le 15 octobre on le remet au travail. (M. Astier manquant de chevaux, avait été forcé de mettre ce poulain à un travail au-dessus de ses forces.)

A peu près dans le même temps, je traitai avec succès, un cheval noir de quinze à seize ans qui était affecté de la maladie à sa première période. Mais l'année d'auparavant, avec mon honorable prédécesseur, ayant déjà eu à combattre cette maladie dans la même maison, nous fûmes beaucoup moins heureux ; les malades guérirent pour la plupart, mais ils eurent tous une récidive que j'attribue soit à la trop grande quantité de sang que nous tirions, soit au mauvais air que ces animaux respiraient dans leur écurie trop étroite et pas assez aérée.

Douzième fait. — M. Astier père, cultivateur à Mareuil, me consulta le 21 août, pour un cheval entier, poil alezan doré, âgé de 6 ans.

Ce cheval, fortement constitué et ardent d'habitude, était devenu mou au travail; affaibli déjà par deux saignées qui lui avaient été faites, il s'échauffait facilement; la marche était mal assurée, la conjonctive pâle, infiltrée, reflétait la teinte d'un rouge lavé.

Traitement : Sétons au poitrail, nourriture substantielle, eau blanchie avec de la farine d'orge, repos.

Le 23, les sétons sont gorgés. Même traitement, promenades au pas.

Le 27, L'animal est plus gai, il mange avec appétit, les sétons suppurent beaucoup, les forces paraissent revenir, je consens à permettre un très-léger travail.

Pendant 4 ou 5 jours on met l'animal deux heures au labour, mais cet exercice l'échauffe et l'essouffle, on est obligé de cesser.

Le 10, il est très-faible, la conjonctive est infiltrée, le pouls est grand et mou, la respiration est accélérée, les battemens du cœur sont violents; même régime, repos absolu, quinquina pulvérisé dans la provende.

Le 12, même état, la nourriture est augmentée.

Le 15, la faiblesse est plus grande, les sétons ne suppurent plus autant, le malade chancelle sur ses membres. Même régime, électuaires toniques, frictions d'essence.

Le 15, les forces paraissent un peu revenir, l'animal veut hennir, mais il a une extinction de voix. Mêmes soins, légères promenades.

Le 26, il entre en convalescence, les sétons suppurent beaucoup, la voix redevient forte. On augmente la promenade et bientôt on peut remettre l'animal à un léger travail.

Treizième fait. — M. Débauve, maréchal à Mareuil, ayant épuisé sans peine toutes ses connaissances médicales, crut devoir s'adresser à moi le 30 août, pour traiter sa jument, qui était atteinte de la maladie à la deuxième période déjà avancée, et qu'il avait fortement saignée comme fourbue.

Renseignemens : Cette jument bien constituée et ardente dans les harnais, avait été beaucoup fatiguée. Depuis quelques temps elle était devenue lourde au travail, suait à l'écurie, mais principalement à l'exercice.

Examen au repos de l'animal : Battemens du cœur forts, grande faiblesse, poils rebroussés, respiration courte, accélérée, conjonctive pâle et infiltrée ; borborygmes ; crottins légèrement coiffés ; appétit assez bien conservé.

A l'exercice, il chancelle sur ses membres, s'essouffle facilement et les battemens du cœur deviennent tumultueux.

Traitement : Régime analeptique, eau blanche nitrée,

lavemens, sétons animés au poitrail, frictions d'essence, purgation légère à la crême de tartre, repos absolu.

Le 2 septembre, les sétons ne produisent aucun effet, la prostation générale des forces augmente, les flancs se cordent, le cœur bat violemment, la respiration s'accélère, la conjonctive toujours infiltrée est couverte de larges pétéchies, l'appétit se conserve et l'animal perd peu de son embonpoint.

Large vésicatoire sous la poitrine, électuaires toniques, frictions, régime analeptique ; pronostic douteux.

Le 4, même état, les sétons sont gorgés et il s'écoule de leur trajet un pus très-clair répandant une mauvaise odeur; injections chlorurées.

Le 5, le vésicatoire est fortement gorgé, les sétons suppurent un peu. Même traitement ; l'animal est triste et mange moins que la veille.

Le 6, le vésicatoire et les sétons suppurent un peu, l'animal paraît plus gai, les battemens du cœur sont moins forts, la marche est mieux assurée. Même traitement.

Le 9, mieux sensible, abondante suppuration aux sétons et au vésicatoire, plus de pétéchies sur la conjonctive qui est moins infiltrée.

Le 12, l'animal entre en convalescence, petite promenade au pas, augmentée de jour en jour.

Le 15, la convalescence est complète, le malade est remis à son régime ordinaire.

Le 26, il y a guérison, et vers le 15 octobre, je pus permettre le travail.

Le 21 novembre, cette même jument menaça d'avoir une récidive causée par une grande fatigue, je la fis remettre aussitôt à son régime, à l'eau blanche nitrée ; elle garda le repos et sa santé se rétablit comme de plus belle. Aujourd'hui elle a repris tout son embonpoint et sa vigueur habituelle.

Quatorzième fait. — Le 12 décembre, la maladie se déclara chez M. Choron, de Chéry-Chartreuve, sur 5 chevaux en même temps :

1° Sur un cheval gris, d'une bonne constitution, âgé de 6 ans et fortement saigné comme fourbu.

Examen : L'animal sue à l'écurie, paraît assez triste et cependant mange encore avec appétit, le pouls est grand et mou, les battemens du cœur sont forts et s'accélèrent au moindre exercice, il y a engorgement du fourreau, léger œdème sous le ventre, essoufflement au bout de quelques pas ; la marche est chancelante et la conjonctive est injectée.

Traitement : Quatre sétons animés, deux au poitrail, deux aux fesses, frictions d'essence, bon régime, orge cuite et eau blanche nitrée, légère purgation à la crême de tartre, quelques lavemens et repos absolu.

Le 14, grande faiblesse, point d'engorgement aux sétons, pétéchies sur la conjonctive, battemens du cœur violents, respiration courte, borborygmes fréquents, marche difficile, appétit toujours bon.

Large vésicatoire, électuaire tonique, régime.

Le 15 et le 16, même état, pronostic douteux.

Le 17, le vésicatoire est fortement gorgé, les sétons suppurent abondamment, l'animal paraît plus triste, sans doute à cause de la douleur produite par les révulsifs.

Le 20, suppuration au vésicatoire, mieux sensible. Même traitement.

Le 25 et le 30, pleine convalescence, promenades augmentées chaque jour, nourriture plus abondante.

Le 18 janvier, l'animal parfaitement rétabli, eut une indigestion causée par une trop grande quantité d'alimens que les autres chevaux lui avaient poussés; cette indigestion céda aux moyens ordinaires en pareil cas; depuis cette époque, il travaille, rien n'est venu de nouveau troubler sa santé.

2° Sur une jument sous poil alezan, très-vigoureuse mais beaucoup fatiguée depuis quelque temps et suant facilement au moindre travail.

Cette bête, affectée de la maladie à la première période déjà avancée, fut amenée assez promptement à la convalescence, par le traitement employé.

Au bout d'un mois, M. Choron ne pouvant se servir de son cheval de selle fortement attaqué aussi, et n'ayant que cette jument capable de le remplacer à la voiture, me demanda s'il ne pourrait pas s'en servir pour une course de deux lieues. Après avoir fait l'examen de la malade, il me sembla qu'elle pourrait supporter cette course sans danger, cependant, sachant déjà trop combien l'exercice un peu forcé dans cette maladie, était nuisible, je recommandai bien à M. Choron de la fatiguer le moins qu'il lui serait possible.

Le lendemain je la revis, elle avait bien été, il fallut même qu'on la retînt; je permis une seconde course à peu près semblable à la première, celle-ci fut faite par un temps froid et neigeux.

Cinq ou six jours après, les membres étaient gorgés, la marche pénible, il y avait œdème sous le ventre, la conjonctive était pâle et infiltrée, les battemens du cœur violents et tumultueux, le pouls petit et mou, la maladie était passée à sa troisième période, je plaçai un vésicatoire, j'appliquai des sétons, mais tout fut inutile, la jument succomba au bout de quelques jours.

3° Sur le cheval de selle, attaqué à la première période avec complication d'inflammation intestinale à type chronique. Cet animal fut traité par deux petites saignées, deux sétons animés, des frictions d'essence, une légère purgation à la crême de tartre, des poudres toniques données dans la provende lorsque la période inflammatoire eut disparu, et la guérison fut complète au bout de six semaines.

4° Sur une jument baie-marron, âgée de 6 ans, qui fut traitée par les mêmes moyens, excepté la saignée, et qui guérit radicalement.

5° Enfin, sur une autre jument qui, depuis deux ans

était affectée d'une diarrhée séreuse qui avait résisté à tous les moyens employés; chez cette dernière, la maladie parcourut toutes ses phases malgré le traitement mis en usage.

Son autopsie me démontra, outre les épanchemens séreux dans les grandes cavités, de nombreuses mélanoses enkystées, qui paraissaient remplacer les ganglions mésentériques des gros intestins (lésions qui expliquent l'état chronique de la diarrhée).

Tous les autres chevaux furent soumis avec succès au traitement préservatif, aucun d'eux ne tomba malade.

Quinzième fait. — Le 26 octobre, M. Carré, cultivateur à Loupeigne, me fit appeler pour visiter un cheval malade depuis une douzaine de jours et qui avait été fortement saigné comme fourbu.

Cet animal, d'une constitution robuste et ardente dans les traits, était affecté de la Cachexie à la troisième période ; il y avait prostration générale des forces, faiblesse du pouls, gêne de la respiration, engorgement des membres, œdème sous le ventre au fourreau, etc. ; je pronostiquai la mort. Néanmoins, j'employai les révulsifs, les toniques, mais, comme je m'y attendais, tout fut inutile, le cheval succomba.

M'étant informé à M. Caré du travail et du régime auxquels ses chevaux étaient soumis, je crus devoir l'engager à prendre de grandes précautions pour que pareil malheur ne lui arrivât plus, mais il ne tint pas compte de mon avertissement et l'événement ne réalisa que trop ma prédiction.

Le 17 janvier 1843, on vint me chercher de nouveau pour une jument qui, elle aussi, était déjà affectée à la dernière période de la maladie ; cette période se traduisait par un appétit capricieux, l'engorgement des membres, l'œdème sous le ventre, des borborygmes forts et fréquents, des battemens de cœur précipités, une pâleur extrême des muqueuses apparentes et une grande gêne de la respiration.

Mon pronostic fut très-fâcheux.

J'appliquai un large vésicatoire sous la poitrine, et quatre sétons animés au poitrail et aux fesses; mais le sang filtra bientôt par les incisions, et je ne l'arrêtai qu'avec peine; le lendemain le pouls était effacé et un engorgement gangréneux se manifestait aux sétons, la respiration devenait de plus en plus laborieuse, les œdèmes et l'engorgement avaient disparu, le froid devenait général et la malade succomba dans la nuit.

Quelques jours après, M. Caré me fit demander pour que je fisse la visite de tous ses chevaux; une lettre qu'il m'écrivit, me démontra qu'il avait cette fois bien compris le danger qui le menaçait.

La plupart des chevaux étaient maigres, avaient les poils piqués, la peau sèche, les membranes décolorées, suaient à l'exercice et tout portait à croire qu'ils allaient être tous la proie du terrible fléau ; un d'entre eux en était déjà affecté à la deuxième période, et deux autres à la première déjà avancée. Un tel état de choses nous fit prendre immédiatement toutes les mesures nécessaires.

J'appliquai aux chevaux les plus malades des sétons très-animés au poitrail et aux fesses, j'administrai des toniques, de la digitale, car les battemens du cœur étaient violents ; je fis faire des frictions, j'ordonnai un repos absolu et par ces moyens j'obtins une guérison complète, plus tôt même que je ne m'y attendais.

Tous les autres chevaux furent soumis au régime, le travail fut de beaucoup diminué, je ne pratiquai aucune saignée et depuis cette époque la maladie ne fit plus dans cette ferme aucune victime. M. Caré, je le sus depuis, avait beaucoup fatigué ses chevaux par les mauvais temps, les avait nourris avec des fourrages de mauvaise qualité et donnés avec parcimonie. (Aujourd'hui leur état est plus que jamais satisfaisant).

Je m'arrête là, Messieurs, car s'il fallait détailler les nombreuses observations que j'ai encore à ma disposition, ce serait une tâche trop longue et trop difficile, et en même temps, je pourrais fatiguer votre attention. Cependant, avant de terminer ce petit travail qui, j'ose l'espérer, sera accueilli par vous avec bienveillance, je crois utile de dire un mot sur un préjugé encore trop accrédité de nos jours et qui est d'augmenter démésurément et tout-à-coup les rations des chevaux, surtout dans les années de disette, cela, dans le but de soutenir et d'augmenter leurs forces.

Qu'on sache donc bien qu'une alimentation trop

substantielle (comme orge crue, féverolles, lentilles, avoine, etc.), augmentée tout-à-coup, en rendant le sang plus épais, plus coagulable et d'une circulation plus difficile, et en amenant en même temps un surcroît d'excitation et de vitalité dans toute l'économie, expose les animaux aux inflammations gastro-intestinales, aux indigestions, à la fourbure, au vertige, etc. ; affections qui toutes sont souvent très-redoutables et qu'on peut éviter en suivant un régime régulier ou en n'augmentant la nourriture que raisonnablement, graduellement, et en donnant concurremment des alimens rafraîchissants.

Et pour toujours vous prouver ce que j'avance, je vais vous citer un fait qui, en 1841, s'est passé sous nos yeux.

C'est la gastro-entérite qui a régné épizootiquement à la suite de la récolte de 1840, qui, comme on le sait, jouissait de propriétés nutritives à un très-haut degré, puisque les fourrages avaient végété lentement et sans eau.

Ce qui vient appuyer cette assertion, c'est que dans la majorité des fermes où j'ai eu à combattre cette maladie, outre qu'on avait donné aux chevaux des alimens plus substantiels, on avait encore doublé et triplé les rations.

« . . . . . Mieux vaut ne donner que ce qui peut être bien digéré et le donner constamment. »

CHATEAU-THIERRY. — IMP. DE A. LAURENT, GRAND'RUE.

www.ingramcontent.com/pod-product-compliance
Ingram Content Group UK Ltd.
Pitfield, Milton Keynes, MK11 3LW, UK
UKHW020445180726
13839UKWH00004B/1631

9 782329 251776